RELATION MÉDICO-CHIRURGICALE

de la campagne de la frégate à vapeur hôpital le CHRISTOPHE-COLOMB

dans la Mer-Noire.

VARIOLE — TYPHUS — CHOLÉRA.

N° 29.

THÈSE

PRÉSENTÉE ET PUBLIQUEMENT SOUTENUE A LA FACULTÉ DE MÉDECINE DE MONTPELLIER,

LE 29 JUILLET 1861;

PAR MICHEL (Louis),

de Toulon (Var),

Bachelier ès lettres, Bachelier ès-sciences, Chirurgien de 2me classe de la marine,
Chirurgien-major du yacht impérial *la Reine-Hortense*,
Chevalier de la légion d'honneur — guerre de Crimée — 1854-55-56,
et des ordres de Pie IX — siége de Rome — 1849; de l'Indépendance, mission médicale
au Montenegro — 1858; du Mérite militaire — campagne d'Italie — 1859;
Médailles commémoratives de Crimée et d'Italie;

Pour obtenir le Grade de Docteur en Médecine.

MONTPELLIER,
IMPRIMERIE DE L. CRISTIN ET Cⁱᵉ, RUE CASTEL-MOTON, 5.
1861.

A LA MÉMOIRE VÉNÉRÉE DE LA MEILLEURE DES MÈRES.

Puisse ton souvenir chéri m'inspirer toujours, et me guider dans toutes les actions de ma vie.

A MON PÈRE,

Médecin militaire en retraite, Chevalier de la légion d'honneur, Médaillé de Ste-Hélène.

A MON EXCELLENTE SOEUR.

Ai-je besoin de vous dire combien est profonde mon affection pour vous.

L. MICHEL.

A Monsieur le Docteur J. ROUX,

Premier chirurgien en chef de la marine à Toulon, Professeur de clinique chirurgicale, Membre correspondant de l'Académie impériale de médecine de Paris, de la Société de chirurgie ; des Académies de Turin, de Constantinople et d'Athènes ; des Sociétés de médecine de Marseille, Brest et Cherbourg ; Officier de la légion d'honneur ; Commandeur des ordres de François-Joseph d'Autriche, de François Ier des Deux-Siciles ; Chevalier de l'ordre des Saints Maurice et Lazare de Sardaigne.

Vos soins éclairés, votre dévouement avaient pu nous conserver pendant l'espace, hélas! trop court, de deux années, celle qui nous était si chère. Permettez-nous de vous en exprimer encore ici notre reconnaissance la plus sentie.

A Monsieur le Général de Division TROCHU,

Commandeur de la légion d'honneur, etc. etc.

Je serai toujours fier, mon Général, de l'amitié dont vous m'honorez, et dont vous avez daigné me donner tant d'affectueux témoignages.

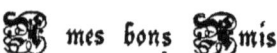

Emile ROMAIN, Chirurgien de la marine.

ET

O. BARTHE, B. DU PETIT-THOUARS, PERRIER Jules et CALVET,

Lieutenants de vaisseau, Chevaliers de la légion d'honneur.

Souvenir de cœur de leur camarade dévoué.

L. MICHEL.

RELATION MÉDICO-CHIRURGICALE

DE LA CAMPAGNE

de la Frégate à vapeur hôpital *le Christophe-Colomb*
dans la Mer-Noire.

VARIOLE — TYPHUS — CHOLÉRA.

―――――∞⌇∞―――――

CHAPITRE PREMIER.

Quelques années se sont écoulées déjà depuis que j'ai recueilli les éléments de cette dissertation inaugurale. Les devoirs de ma carrière maritime et les exigences d'une incessante navigation, m'avaient empêché jusqu'ici de les rassembler pour en faire en quelque sorte la consécration de mes études médicales.

En effet, à la guerre de Crimée a succédé la guerre d'Italie, toutes deux aussi glorieuses pour nos armes que fécondes, on peut le dire, en grands enseignements acquis à la médecine et à la chirurgie. Je tiens à honneur d'avoir pris part à ces deux mémorables campagnes, et surtout à celle de Crimée, dans laquelle plus heureuse qu'en Italie, la marine a pu partager dans une plus large mesure les fatigues et les dangers de l'armée de terre.

Embarqué en qualité de chirurgien-major sur la frégate à vapeur hôpital *le Christophe-Colomb*, et appelé dans ces circonstances à diriger le service de santé à bord de ce navire pendant une période de près de seize mois, j'ai vu passer sous mes yeux bien des misères, m'efforçant autant que j'en avais le pouvoir de les soulager, et de maintenir mon dévouement au niveau de la tâche qui m'était imposée.

Ainsi que cela devait être, j'ai conservé de ces temps un profond souvenir, et l'on comprendra que je cède aujourd'hui à une impression bien naturelle, en formant un faisceau de mes notes, et en me faisant tout simplement l'historien de ce que j'ai vu et observé moi-même. D'ailleurs, des documents complets m'auraient peut-être manqué, je dois en convenir, pour briguer le périlleux honneur d'apporter des idées nouvelles sur l'étiologie ou le traitement, de quelqu'une de ces maladies que les médecins de la marine sont appelés à rencontrer et à combattre dans leurs pérégrinations lointaines. Mon rôle sera donc plus modeste, et je me contenterai d'exposer les faits tels qu'il m'a été donné de les voir, en soumettant à la bienveillance de mes Maîtres les appréciations diverses dont ils seront accompagnés.

Je consacrerai quelques pages à l'exposé du pénible service effectué par *le Christophe-Colomb*, depuis le 7 du mois de septembre 1854, jour de son premier départ de Toulon, jusqu'au 21 novembre 1855, époque de sa mise en commission et de mon débarquement.

Puis j'insisterai particulièrement sur les trois épidémies : de variole, de typhus et de choléra qui ont sévi à bord, et surtout sur le typhus qui a si cruellement éprouvé notre malheureux équipage.

Et d'abord, je dois dire que pendant une période de seize mois à quelques jours près, le nombre des passagers de la frégate s'est élevé au chiffre énorme de 13,287 hommes, qu'il faut décomposer en 10,814 hommes de troupes valides, et 2,473 malades. Elle avait dû transporter en même temps 600 ou 700 chevaux et mulets, des munitions de toute espèce, un matériel de guerre enfin, et des approvisionnements de vivres considérables. Sans faire ici la topographie du *Christophe-Colomb*, il n'est pas inutile de rappeler que cette frégate à vapeur à aubes, et de la force de 450 chevaux, est un de ces navires à vastes proportions, réunissant quoi qu'on en ait dit, d'assez bonnes conditions d'hygiène et de navigation en temps ordinaire. Les situations difficiles dans lesquelles se sont opérées le plus souvent les traversées, l'encombrement forcé des batteries et du pont, impérieusement commandé par la gravité des évènements, ont constitué pour le bâtiment, l'équipage et les passagers, les influences les plus désavantageuses et qui peuvent facilement rendre compte des épidémies qui se sont déclarées.

Itinéraire. — Lors du départ de Toulon, le 7 septembre 1854, le choléra qui sévissait en ville et dans les localités environnantes, depuis près de deux mois, commençait à toucher à sa fin. L'équipage avait été légèrement éprouvé par la constitution médicale du moment, et pendant l'armement dans le port, nous avions dû envoyer à l'hôpital deux cas de choléra confirmé, qui guérirent; tandis qu'une douzaine d'hommes environ restaient en traitement au poste des malades pour des dérangements intestinaux et des diarrhées prémonitoires. On pouvait espérer que ce premier voyage s'opérerait dans des conditions hygiéniques convenables, la frégate transportant surtout des vivres et des approvisionnements, et une centaine à peine de militaires isolés, qui allaient rejoindre leur corps en Orient. Ces prévisions ne furent point trompées, et bien que dans la nuit qui suivit le départ, un second maître mécanicien fut atteint d'une cholérine sérieuse, dernière manifestation de l'influence épidémique à bord, le chiffre de nos malades devint bientôt tout-à-fait normal. Par suite d'une avarie survenue dans la machine, il fallut relâcher à Navarin le 13 septembre; nous touchâmes pendant quelques heures à Gallipoli le 18, et enfin nous vînmes mouiller à Constantinople, puis à Thérapia le 19 septembre. Les moyens du bord étant insuffisants pour effectuer les réparations, force fut d'avoir recours aux arsenaux de Constantinople dont les ressources restreintes eussent retenu longtemps le navire, si la frégate à vapeur *le Magellan*, parmi ses rechanges, n'avait pu fournir les pièces nécessaires; et le 1er octobre, *le Christophe-Colomb* entrait dans la Mer-Noire se dirigeant sur Varna où il arrivait le 2.

Les armées alliées avaient opéré leur débarquement en Crimée depuis le 14 septembre. Déjà la bataille de l'Alma avait eu lieu, et le siége de Sébastopol était commencé. Tout le monde sait combien fut terrible le choléra qui s'était abattu sur les troupes campées sous les murs de Varna, et combien de malheureuses victimes furent arrêtées à cette première étape d'une grande guerre.

L'expédition de la Dobroutcha, comptera désormais parmi les plus navrants souvenirs de la médecine des armées. Les flottes avaient horriblement souffert aussi, et lorsque pressées par les circonstances et les rigueurs de la saison, elles durent appareiller pour débarquer l'armée en Crimée, la maladie n'avait pas dit son dernier mot encore, et plus d'un navire éprouva les effets de sa triste influence. Cependant elle perdit peu à peu de son intensité, et sans disparaître toutefois, car elle s'était attachée aux troupes pour ne plus les quitter pendant toute la durée du siége, elle sévit avec beaucoup moins de force. La frégate reçut à Varna un chargement considérable de chevaux et de matériel de guerre, et arriva le 7 octobre devant Sébastopol, où elle rallia l'escadre mouillée sous le commandement de l'amiral Hamelin, devant la rivière de la Katcha. Elle prit part, le 17 octobre, au bombardement de la ville par les flottes combinées, remorquant au feu le vaisseau *le Jupiter,* avec lequel nous demeurâmes sous les batteries russes depuis 1 heure 23 minutes jusqu'à 5 heures 35 minutes du soir. Personne ne fut blessé, un obus qui ne put éclater, et deux boulets inoffensifs heureusement tombèrent à bord, et dès le lendemain nous repartions pour Varna, où l'on nous fit faire successivement plusieurs voyages pour les transports de troupes, de chevaux et de munitions. C'est en rade de Varna que nous essuyâmes le terrible coup de vent du 14 novembre, qui compromit si gravement l'existence des armées alliées campées sur le plateau de Chersonèse. Enfin, le 21 novembre, nous recevions à bord 200 hommes blessés ou fiévreux, évacués des ambulances de l'armée sur les hôpitaux du Bosphore, et parmi eux 78 prisonniers russes. *Le Christophe-Colomb,* à cette époque, n'avait encore reçu aucune des installations qui devaient ou à peu près, le transformer en hôpital peu de temps après, et nous nous trouvâmes dans le plus grand embarras pour pourvoir convenablement aux soins impérieux que réclamait l'état des malades qui nous étaient confiés. Sans parler autrement des difficultés de l'embarquement et du débarquement, qu'on se figure ces braves gens, étendus dans les batteries, sur les prélarts, les matelas et les couvertures que l'on avait pu réunir; ballottés par les mouvements de roulis et de tangage du navire, et parmi eux des hommes atteints des blessures les plus diverses et les plus graves. Huit d'entre eux présentaient des fractures comminutives, et les prisonniers russes seuls nous offraient un effectif de 11 amputés de la cuisse ou du bras, qui n'avaient pu être pansés depuis trois et quatre jours. La traversée jusqu'à Constantinople où on arriva le 23 novembre, ne fut qu'une longue visite, ou plutôt un long pansement, durant lequel, aidé nuit et jour par un chirurgien de 3ᵉ classe, il nous fallut extraire une grande quantité de balles ou de corps étrangers, rétablir ou consolider une foule de bandages, faire les pansements les plus variés, essayant par tous les moyens en notre pouvoir de soulager tant de maux. Quelques avaries légères à réparer nous retinrent à Constantinople jusqu'au 8 décembre, et le 10 nous mouillions de nouveau devant Kamiesch, que nous quittions le 18, avec une nouvelle évacuation de 307 malades dirigés encore sur le Bosphore. Le 28 du même mois, nous recevions à bord, pour le ramener en France, M. l'amiral Hamelin, accompagné de son état-major, et 200 marins convalescents presque tous de blessures reçues aux batteries de siége de la marine devant Sébastopol, ou au combat du 17 octobre.

Plus longue que les autres, cette traversée, contrariée d'ailleurs par de gros temps, augmenta le nombre des décès que nous avions dû enregistrer si fréquemment déjà, depuis le commencement des transports des malades.

Enfin, l'ancre tomba en rade de Toulon le 6 janvier, et dès le lendemain la frégate entrait dans le port pour s'y réparer. Cette période de quatre mois, écoulés depuis le jour du premier départ jusqu'à celui du retour en France, constitue la première phase de la campagne du *Christophe-Colomb*. L'équipage l'avait assez heureusement supportée.

Le nombre des malades s'était toujours maintenu dans une proportion moyenne, et malgré les fatigues d'une navigation presque constante, l'encombrement presque inévitable de tous les voyages et les rigueurs de l'hiver, si rude dans les parages que nous avions parcourus, nous n'avions eu à constater, parmi les maladies graves, que trois cas de fièvres typhoïdes, dont un mortel ; deux pneumonies, cinq stomatites ulcéreuses, quelques fièvres intermittentes ou rémittentes, et deux dysenteries. Le reste des malades n'avait présenté en somme que des affections légères, des voies respiratoires surtout. Composé d'hommes assez vigoureux en général, âgés de 25 à 30 ans, appartenant presque exclusivement aux départements du midi de la France, l'équipage était animé du meilleur esprit, et supportait avec beaucoup d'entrain et d'abnégation les labeurs qui lui étaient imposés. Profitant comme d'un repos des quelques jours passés en réparations dans le port, tous brûlaient néanmoins du désir de repartir, et de rallier au plus vite le théâtre des grands événements qui s'accomplissaient. Après vingt jours passés dans le port, la frégate était sous vapeur pour repartir, le 24 du même mois ; mais cette fois dans des conditions meilleures pour le service qu'elle était destinée à faire.

En effet, une dépêche en date du 11 janvier, avait prescrit, à titre de supplément à l'équipage, l'embarquement d'un second chirurgien de 3e classe et de trois infirmiers. Soixante lits en fer avaient été délivrés avec leur garniture complète, et des rechanges suffisants en draps, couvertures, matelas et ustensiles d'hôpital. Ces lits démontés et conservés à fond de cale jusqu'au moment d'en faire usage, devaient recevoir les malades les plus graves, tandis qu'on réservait un jeu complet de hamacs pour les hommes tout-à-fait convalescents. Nous avions été autorisés à pourvoir notre pharmacie d'un plus grand nombre de médicaments, et surtout d'une quantité de linge à pansement et de charpie plus en rapport avec les besoins. Enfin, on avait embarqué des conserves alimentaires de volaille et de mouton, des aliments légers, pâtes, fécules, confitures, laissant à l'initiative médicale le soin d'augmenter et de renouveler ces ressources, dans les différentes relâches, par l'achat de viandes fraîches, de légumes et de fruits.

Chargé d'ailleurs d'approvisionnements nombreux en vivres, matériel de siége, de 41 chevaux d'artillerie et de 1,200 militaires du 43° régiment de ligne, qu'il transportait en Crimée, *le Christophe-Colomb* appareillait de Toulon le 24 janvier à midi, sous une pluie torrentielle et par un fort coup de vent de N.-E.

Mais le soir du même jour, nous étions obligés de revenir en rade avec de légères avaries dans la machine. Nous avions, dès ce moment, à regretter la perte du nommé Lessart (Pierre), gabier de beaupré, emporté par une lame par le travers des îles d'Hyères, pendant qu'il était employé à une manœuvre sur l'avant du navire. Malgré les plus grands efforts et une extrême promptitude dans les recherches, toutes furent vaines pour retrouver ce matelot, excellent nageur au dire de ses camarades; et on dut présumer, qu'entraîné dans sa chute sous les aubes de la frégate en marche, il avait immédiatement disparu. Cependant, sans avoir communiqué avec la terre, nous nous remettions en route le lendemain 25, pour arriver à Malte le 29, et à Constantinople le 5 février. Presque au début de cette traversée, excessivement rude par suite de la violence des vents et de la mer, j'avais pu apprécier l'influence fâcheuse, occasionnée par les pluies et les froids humides qui leur succédèrent. Les militaires passagers s'en ressentirent principalement. Quatre pneumonies, un grand nombre de points pleurétiques, des bronchites intenses, des diarrhées avec fièvre, deux fièvres typhoïdes graves, telles furent les affections que j'eus à traiter.

Elles reconnaissaient évidemment pour causes appréciables, les fatigues et les vicissitudes d'une navigation longue et pénible, pour des gens qui n'étaient pas habitués à la mer. Obligés de passer une grande partie du temps sans abri sur le pont, ou exposés à une chaleur intense dans les batteries, encombrées par les bagages et une moitié de la cargaison, les militaires se soumettaient à chaque instant aux variations les plus brusques de température; et au milieu d'une foule d'imprudences commises par eux, il fallait leur reprocher encore l'avidité avec laquelle ils se jetaient sur le charnier de l'équipage pour s'y désaltérer à grands traits.

Ces circonstances ne contribuèrent pas peu, j'en suis certain, à déterminer les affections nombreuses et graves que nous avions à traiter chez les passagers, tandis que les hommes du bord étaient bien moins sérieusement atteints. En arrivant à Constantinople, je dirigeais 45 soldats sur le grand hôpital militaire de Péra, évacuant à peine en même temps sur l'hôpital maritime de Thérapia, deux matelots chauffeurs atteints de bronchite chronique, et un agent des vivres pris de syphilis.

Après avoir augmenté encore son chargement dans le Bosphore, et ayant conservé toujours ses troupes à bord, le navire quittait Constantinople le 17 février pour retourner à Sébastopol, lorsque son appareillage fut marqué par un événement malheureux, et qui aurait pu occasionner de grandes pertes. Au milieu de l'immense quantité de bâtiments qui obstruaient le port, et contrarié par des courants d'une rapidité extrême, il aborda coup sur coup deux grands transports anglais. Tout notre monde était sur le pont! Par une heureuse chance, les navires seuls eurent à souffrir réellement, des bastingages, des embarcations, et quelques agrès furent brisés; mais les seuls accidents sérieux furent constitués par une fracture de la jambe et une fracture de la clavicule droite, chez deux voltigeurs passagers. Cette traversée dans la Mer-Noire fut encore fâcheusement tourmentée jusqu'à Kamiesch, et le nombre des malades devint considérable.

Le thermomètre était descendu en moyenne à 2 degrés au-dessous de 0, il descendit même à 5 degrés au-dessous de 0, la veille de l'arrivée en Crimée, alors que par un très mauvais temps, une neige épaisse et une très forte brise de N.-O, nous étions obligés de chercher à nous abriter un peu le long de la côte, dans le sud de Sébastopol que nous n'avions pu atteindre. Sitôt après l'arrivée à Kamiesch le 21 février, les troupes furent immédiatement débarquées, les malades militaires dirigés sur les ambulances de la plage, et le 27, après six jours employés au débarquement de son chargement, *le Christophe-Colomb* reçut l'ordre de retourner en France. D'après les instructions, il devait prendre 286 militaires blessés, fiévreux, scorbutiques ou dysentériques, évacués sur les hôpitaux du Bosphore, indépendamment des malades fournis par la flotte. C'est ainsi que nous embarquâmes 200 marins, divisés suivant leur état de santé en catégories qui devaient être envoyées dans les hôpitaux de Thérapia, de Kalki, à l'île des Princes, ou ramenées en France pour y obtenir des congés de convalescence. Il y avait donc à bord 486 malades, marins et soldats, parmi lesquels 19 amputés, dont quatre officiers ayant subi l'amputation de la cuisse. Presque tous ces hommes étaient gravement malades, cinq moururent dans les chalands qui les conduisaient de la plage à bord; le plus grand nombre étaient atteints de dysenterie, beaucoup avaient un ou plusieurs membres frappés de congélation, et dans ces occurrences rendues plus tristes encore par l'inclémence de la saison et de la mer, le service de santé ne laissa pas que de présenter des difficultés réelles. Tous les lits étaient montés, partagés entre la batterie avant, le faux-pont et la batterie arrière; mais le nombre des malades sérieux en aurait exigé bien davantage. Les infirmiers auxquels j'avais adjoint encore dix hommes de bonne volonté, pris dans l'équipage, se prêtaient avec dévouement à toutes les exigences; le personnel médical s'était constitué en permanence dans les batteries et les faux-ponts encombrés; mais devant tant, et d'aussi grandes souffrances à soulager, combien sont restreintes encore, quoi qu'on ait pu prévoir d'avance, les ressources dont on dispose à bord d'un navire! Enfin, on arriva le 28 février à Constantinople, après avoir perdu dans cette traversée, un matelot et huit soldats dysentériques.

Le même jour, les malades furent débarqués, nous ne conservâmes à bord que 54 marins de l'escadre désignés pour être rapatriés, et nous nous disposâmes à continuer notre route.

Mais les hôpitaux de Constantinople étaient encombrés, il fallait aussi songer à les désemplir à leur tour! Au moment même du départ, de nouveaux ordres de l'autorité nous enjoignaient tout-à-coup, de prendre encore 130 marins provenant des établissements hospitaliers de la marine, et 140 militaires renvoyés en France. Sur la demande du commandant, ces derniers arrivèrent à bord apportant avec eux leurs matelas et leurs couvertures, nos ressources en pareils objets étant presque épuisées. Le temps nous avait manqué, ainsi que les moyens, pour faire opérer un nettoyage et des lessives bien nécessaires. Nous partîmes donc le 2 mars pour Gallipoli, où nous devions renouveler notre combustible et recevoir encore à bord 60 malades provenant des ambulances de Nagara, avant de nous diriger définitivement sur Toulon.

Les marins évacués des hôpitaux du Bosphore étaient presque tous dans un état assez complet de convalescence, mais il n'en était pas de même des militaires, dont beaucoup atteints de dysenterie ou d'affections graves des voies respiratoires, étaient fort sérieusement malades. Il y avait parmi eux une trentaine d'hommes portant des blessures diverses, et une vingtaine environ présentaient quelques cas de gangrène par congélation. C'est ainsi que, dès le soir même du départ, je fus appelé à constater l'état très grave du nommé Dubois (Jean-Baptiste), âgé de 24 ans, soldat de 2e classe au 19e bataillon de chasseurs à pied.

Cet homme, malade depuis un mois et demi, avait eu le pied gauche gelé pendant une garde de nuit aux tranchées des attaques de droite. Revenu à son poste assez éloigné du camp, il n'avait pu recevoir les soins du chirurgien de son bataillon, et sans attacher du reste d'autre importance aux symptômes alarmants qui se manifestaient chez lui, il s'était contenté pendant six ou huit jours environ, d'envelopper son pied dans un morceau de peau de mouton, et de faire des frictions avec l'eau-de-vie qui lui était distribuée journellement pour sa ration.

Lorsque je vis le malade, il s'offrait à moi dans l'état suivant: gonflement considérable du pied gauche, dont le gros orteil avait été complètement envahi par la gangrène, et ne présentait plus qu'une masse noirâtre fournissant une suppuration abondante et fétide.

La coloration brune s'étendait en largeur jusqu'au bord externe du pied, remontant à peu près jusqu'au niveau de l'articulation tibio-tarsienne, dont la tuméfaction n'était pas trop considérable; seulement, autour d'elle et au-dessous, les tissus se déprimant sous la pression du doigt, étaient flasques, mollasses et évidemment infiltrés. Je jugeais l'amputation absolument nécessaire, et je la proposais au malade, qui l'accepta courageusement d'ailleurs, préparé qu'il y était déjà depuis son arrivée à Constantinople, où on avait voulu l'opérer tout d'abord.

. Tout fut donc disposé en conséquence, et comme nous devions atteindre le lendemain matin de bonne heure la rade de Gallipoli, j'attendis notre arrivée au mouillage.

Dubois était doué d'une constitution robuste, et telle qu'on l'exige en général pour l'arme spéciale à laquelle il appartenait ; mais il était aussi fortement débilité par plusieurs mois d'une rude campagne, et un séjour antérieur de près d'un mois, qu'il avait fait dans les ambulances du camp, à la suite d'une blessure par éclat d'obus, reçue à la partie externe et supérieure de la jambe gauche, le 5 novembre, à la bataille d'Inkermann. Cependant, l'état général était bon, le malade n'avait pas de fièvre, et après un mûr examen, je crus devoir me décider pour l'amputation au tiers inférieur de la jambe.

Deux raisons me semblaient majeures, en m'arrêtant à ce dernier parti : d'abord, si j'avais amputé au lieu d'élection, il me fallait porter le couteau bien près d'une assez large cicatrice tout récemment fermée, et sur des tissus à peine remis d'une contusion très forte, et non encore entièrement dissipée. En second lieu, en faisant l'amputation au tiers inférieur de la jambe, j'étais pénétré de ce précepte de chirurgie établi sur de nombreuses observations, et qui attribue d'autant moins de gravité aux amputations, qu'elles occupent une partie plus éloignée du tronc, à moins de contre-indications spéciales. Les dernières dispositions une fois arrêtées, je pratiquais donc l'amputation le 4 mars, à sept heures et demie du matin, par la méthode circulaire.

Le malade, à jeûn, avait été plongé dans l'anesthésie chloroformique, obtenue après cinq minutes d'inhalations. L'incision fut faite à deux travers de doigts environ au-dessus des tissus dont l'altération était appréciable à l'œil et au toucher, et la compression ayant été pendant tout le temps parfaitement soutenue, l'opéré ne perdit guère qu'une très petite quantité de sang. Trois ligatures furent jetées sur les vaisseaux, et la plaie réunie au moyen de bandelettes agglutinatives, recouverte d'un pansement simple. Rien de particulier ne se manifesta durant les premières vingt-quatre heures, pas la moindre hémorrhagie : le malade était calme, le pouls bon ; et lorsqu'on enleva le premier appareil, tout faisait espérer une réunion prompte et sans accidents. Mais trois jours après, et alors que l'on avait repris la mer, des eschares gangréneuses se montrèrent sur différents points des lambeaux, et se développèrent rapidement, avec un cortége de symptômes généraux des plus inquiétants.

Le malade avait été pris d'une fièvre intense, dominée par un délire loquace et horriblement tourmenté. La gravité de son état s'augmentait encore, si tant est qu'elle n'en dépendit pas absolument, par les circonstances de mauvais temps dans lesquelles nous nous trouvions une fois de plus depuis notre départ de Gallipoli (le 6 mars au matin). Elles nous forcèrent à relâcher une première fois à Cervi (dans l'Archipel), et en second lieu à Messine, après avoir essuyé un violent coup de vent de S.-O. devant lequel nous dûmes garder la cape pendant trois jours. La violence de la mer était extrême, et dès le départ, les sabords de nos batteries avaient été forcément maintenus fermés. Avec une pareille agglomération d'hommes malades, l'intérieur du navire était devenu un véritable foyer d'infection, et des émanations délétères s'en échappaient constamment, malgré l'aération portée par les manches à vent, malgré les fumigations et tous les autres moyens hygiéniques mis en usage.

Cette atmosphère n'était pas plus longtemps supportable pour l'opéré, et sur ma demande, le commandant donna l'autorisation de le faire monter dans une des chambres réservées aux officiers supérieurs, chambres situées sous la dunette. Je pus bientôt apprécier les heureux résultats de cette mesure. Les accidents suivirent leur cours, mais avec une intensité moindre ; bientôt ils s'amendèrent, le délire disparut avec la fièvre, le malade revint à lui, eut conscience de son état, l'envisageant avec un moral excellent. Après avoir frappé une grande partie des lambeaux, les eschares gangréneuses se détachèrent, laissant à nu les deux extrémités osseuses qui se nécrosèrent peu à peu, dans une étendue de deux centimètres environ, entourées par des chairs vermeilles entièrement saines. La suppuration assez abondante, mais de bonne nature, continua quelque temps encore, et lorsque nous arrivâmes à Toulon, le 20 mars, Dubois fut immédiatement envoyé à l'hôpital de St-Mandrier.

Cette traversée, on le voit, avait été excessivement pénible, les passagers surtout avaient énormément souffert, et quinze d'entre eux succombèrent, atteints de dysenterie, phthisie pulmonaire, épanchements pleurétiques et bronchites chroniques.

Parmi les malades que nous avait fournis l'équipage, trois hommes pris de fièvre typhoïde grave durent être dirigés sur l'hôpital, à l'arrivée à Toulon.

Variole. — Lors de notre départ de Kamiesch, le 27 février, un fait particulier s'était présenté dans mon service, fait dont à dessein je n'avais point parlé jusqu'ici, afin de mieux le mettre en lumière ainsi que les conséquences qui le suivirent.

On se rappelle qu'indépendamment des malades évacués par les ambulances de l'armée, nous avions reçu l'ordre de donner passage aux marins de l'escadre, envoyés dans les hôpitaux du Bosphore et en France. Or, dans l'effectif provenant de la corvette à vapeur *le Berthollet*, se trouvaient deux matelots atteints de variole confluente depuis quatre jours. L'éruption était des plus abondante, la surface entière du corps de ces malades était couverte d'élevures très rapprochées, ou confondues par leur circonférence ; l'affection, en un mot, était parfaitement caractérisée. La fièvre était violente, et l'un de ces hommes avait un délire assez fort, lorsqu'ils furent amenés à bord. En pareil cas, il n'y avait pas d'hésitation possible, mon devoir était évidemment de protester contre leur embarquement, et je le fis en toute hâte, arguant du danger très grand qui pouvait résulter de leur présence pour les autres malades et pour l'équipage.

Le commandant du *Christophe-Colomb* accueillit et transmit ma réclamation, en l'appuyant auprès de l'autorité supérieure. Mais il y avait urgence : on ne pouvait transiger avec la situation! On ne voulait pas envoyer ces varioleux dans les ambulances de l'armée où assez de fléaux sévissaient déjà, et les exposer par suite à de nouvelles influences infectieuses. D'un autre côté, *le Berthollet* se trouvait dans une position toute particulière, en grand-garde devant Sébastopol, mouillé presque en pleine mer. Il ne pouvait soigner convenablement de pareils malades, et il avait le plus grand désir de s'en débarrasser, autant dans leur propre intérêt que pour sauvegarder son équipage, et le soustraire le plus promptement possible aux chances de la contagion. La traversée serait courte, jusqu'à Constantinople, vingt-quatre heures à peine ! Enfin, ces deux varioleux furent maintenus à bord par ordre, et je n'eus plus dès-lors qu'à leur continuer mes soins, en prenant, pour les isoler des autres malades, autant de précautions que nous pouvions le faire. Ils furent donc placés dans l'hôpital de la frégate, situé tout-à-fait à l'avant et séparé de la batterie par une cloison transversale en planches. Un poste en toile entoura les lits dans lesquels ils étaient couchés, un infirmier leur fut spécialement attaché, on ménagea autour d'eux une ventilation convenable, en même temps que de fréquentes désinfections chimiques furent pratiquées, dans le but d'entraîner et de combattre les émanations putrides.

On arriva à Constantinople deux jours après le départ, et les deux varioleux, après avoir assez bien supporté le voyage et dans un état satisfaisant du reste, furent les premiers débarqués ; puis vint le tour des autres malades, à l'exception de quelques marins que nous devions conduire en France et qui demeurèrent à bord. Comme toujours, le navire fut soumis à des lavages complets, blanchi à la chaux dans ses batteries et ses faux-ponts ; fumigé partout avec le chlore et l'acide chlorhydrique ; et le 2 mars, nous reprîmes la mer, nous dirigeant sur Toulon avec de nouveaux malades sortant des ambulances de Constantinople. Or, pendant notre relâche à Messine, dans l'après-midi du 14 courant, deux hommes de l'équipage se présentèrent en même temps à ma visite avec tous les symptômes d'une fièvre éruptive : c'était la variole ! Le lendemain 15, un autre matelot fut pris aussi ; le 16, la même affection se déclarait avec un haut caractère de gravité chez un lieutenant de vaisseau du bord. Après notre arrivée à Toulon, nous eûmes encore plusieurs cas de variole confluente, quelques autres de variole bénigne, et le nombre de ces malades, presque tous jeunes gens de 25 à 30 ans, s'éleva en tout à 14, parmi lesquels 6 hommes n'avaient pas été vaccinés. Quatre moururent dans les hôpitaux, ainsi que notre infortuné camarade M. le baron Lozurier Fizeau de la Martel. Cet officier était âgé de 37 ans, jouissait d'une excellente constitution et portait de larges stigmates de vaccine. Un de nos varioleux, le nommé Gavache, matelot de 3ᵉ classe, après un long séjour à l'hôpital, revint à bord avec une ophthalmie des plus rebelles suivie d'opacité de la cornée, et pour laquelle il fut renvoyé dans ses foyers avec un congé de convalescence de six mois.

Et maintenant je ferais remarquer, qu'aucun des hommes atteints n'avait été en rapport immédiat avec les deux varioleux du *Berthollet*, cause première et non douteuse de notre épidémie. Cinq d'entre eux couchaient même dans la batterie arrière, séparée de l'avant, comme dans toutes les frégates à vapeur, par un vaste espace consacré à la machine.

Aucun de nos militaires passagers, embarqués à Constantinople, n'a été atteint; les marins de l'escadre, embarqués à Kamiesch, jouirent de la même immunité. Et cependant tous ces hommes avaient été soumis aux mêmes causes d'infection et de contagion ! Notre équipage seul fut victime de cette épidémie, dont les premiers symptômes se déclarèrent alors que les deux varioleux, demeurés à bord pendant 24 heures à peine, étaient débarqués déjà depuis treize jours.

C'est sur des hommes valides, dans le meilleur état de santé en apparence, vivant le plus souvent en plein air sur le pont, autant pour obéir aux nécessités de leur service, que de leur plein gré et pour se soustraire aux émanations fétides de l'intérieur du navire ; c'est sur des hommes de choix en quelque sorte que la maladie est venue sévir, dédaignant de frapper à côté d'eux des malheureux à constitution débilitée déjà, ou profondément délabrée par de longues souffrances antérieures. Est-ce à ces circonstances qu'il faut rattacher l'innocuité dont ont joui ces derniers? ou bien, devons-nous admettre que, quelque volatil et protéïforme que soit le virus variolique, il faut encore de la part de l'organisme, une prédisposition, une aptitude particulière à le recevoir et à l'élaborer, aptitude singulière dans tous les cas, puisque ceux qui vivaient dans le foyer même d'infection ou de contagion, comme on voudra l'appeler, ont été préservés; tandis que le principe morbide s'est plû à frapper ceux qui semblaient le mieux devoir être à l'abri de ses coups? Heureusement encore la durée de cette épidémie fut-elle de courte durée, et elle avait complètement disparu du bord, lorsque nous quittâmes Toulon de nouveau le 6 avril.

CHAPITRE II.

Itinéraire. — Nous retournions en Crimée avec un chargement de chevaux et de mulets pour la garde impériale, et un matériel de guerre considérable. Après avoir touché à Civita-Vecchia pour y embarquer 1,200 hommes du 21° régiment d'infanterie légère, nous relachâmes encore pendant vingt-quatre heures à Messine, afin de renouveler notre combustible, et arrivâmes à Constantinople le 17. Quarante-huit heures suffirent pour mettre les troupes à terre, débarquer les chevaux et les mulets, et recevoir à bord un chargement nouveau composé de deux batteries d'artillerie, 300 hommes, avec 70 chevaux. Arrivés à Kamiesch le 23 avril, nous en repartions le 2 mai, remorquant le vaisseau *le Jupiter*, chargé de malades et ayant nous-mêmes à bord 450 fiévreux, dysentériques, scorbutiques ou blessés évacués des ambulances de la quatrième division de l'armée. Dès notre arrivée dans le Bosphore, nous concourûmes à l'embarquement de l'armée de réserve réunie au camp de Maslak, et chargés de 109 chevaux, 494 hommes de troupes de ligne, remorquant de nouveau le vaisseau *le Jupiter*; nous étions de retour à Kamiesch le 15.

Pendant tout ce temps, le service de santé de la frégate n'avait présenté rien de bien particulier. Nous n'avions eu à traiter que des maladies sans importance, telles que diarrhée, embarras gastrique, deux affections vénériennes, et quelques blessures dont la guérison n'avait pas exigé plus de six ou huit jours d'exemption, pour les hommes qui en étaient atteints. Le choléra sévissait avec assez d'intensité sur les troupes du camp de Maslak au moment de leur embarquement, et pendant la traversée, beaucoup des navires qui transportaient ce contingent eurent à en constater de nombreux cas parmi les passagers, et même parmi les hommes de l'équipage. Rien de pareil n'avait eu lieu à bord du *Christophe-Colomb*, et le chiffre des malades ne s'élevait pas à plus de sept ou huit fiévreux, vénériens et blessés, lorsque nous vînmes mouiller à Kamiesch, le 15 mai.

Typhus. — Le 16, quinze hommes se présentèrent en même temps à la visite du matin. Tous se disaient souffrants depuis deux ou trois jours, et offraient, à peu de chose près, les mêmes symptômes plus ou moins marqués : céphalalgie légère, anorexie presque complète, malaise général, soif assez vive, langue couverte d'un enduit blanchâtre et épais, sentiment de gêne à la région épigastrique. Chez les uns, quelques selles diarrhéiques, le plus grand nombre, au contraire, accusant une constipation opiniâtre; chez presque tous, enfin, un léger mouvement fébrile, caractérisé principalement par l'accélération du pouls. La saison dans laquelle nous nous trouvions, et qui commençait avec des journées d'une température assez élevée, le travail excessif auquel l'équipage avait été astreint dans toutes ces opérations successives, de combustible à renouveler, d'embarquement et de débarquement; enfin, l'ensemble des symptômes que présentaient les malades, tout me fit penser que leur indisposition pouvait être rapportée à un léger embarras gastrique, dont quelques jours de repos et de traitement convenable auraient facilement raison. Je crus donc devoir m'en tenir, pour le moment, à une médication rationnelle des symptômes et des indications; mais tout en faisant ainsi de l'éclectisme, je n'eus garde d'oublier, en raison de l'état particulier et du nombre de nos exempts de service, si différent en quelques heures du chiffre ordinaire, que le typhus sévissait dans les ambulances de l'armée, et que déjà deux navires de l'escadre avaient été subitement envahis par lui. Ces malades devaient donc être, naturellement pour moi, un sujet d'observation de tous les instants, et ma vigilance ne leur fit pas défaut.

Le lendemain 17 mai, nous recevions l'ordre de conduire à Eupatoria 1,500 égyptiens, et, dans ce même jour, l'effectif de nos malades s'augmenta encore de dix, offrant les mêmes symptômes. J'avais suivi avec le plus grand soin les hommes qui s'étaient présentés dès la veille, et si chez quelques-uns une légère amélioration semblait s'être produite, en somme, la maladie ne paraissait nullement enrayée. J'avais exprimé mes inquiétudes au commandant de la frégate, et dans la journée du 18, cet officier supérieur ayant eu l'occasion de rencontrer le chef d'état-major de M. l'amiral Bruat, qui se trouvait à Eupatoria, ne lui laissa pas ignorer ce qui se passait à bord du *Christophe-Colomb*, lui signalant, et l'augmentation insolite du nombre de nos malades, et mes appréciations à cet égard.

Le 19, nous procédâmes à l'embarquement de 1,670 turcs de l'armée d'Omer-Pacha que nous conduisîmes à Kamiesch, où nous mouillions le 20 au matin. Pendant cette courte traversée, onze individus nouveaux s'étaient présentés à l'hôpital. Chez ces hommes, les symptômes étaient plus graves, mais aussi bien plus franchement caractérisés. Tous se plaignaient de courbature, de pesanteur de tête avec vertiges, bourdonnements d'oreilles, nausées suivies ou non de vomissements bilieux, la langue était blanche et chargée, le pouls plein et vite, la soif vive ; quelques-uns, et c'était le plus grand nombre, accusaient des frissons violents. L'état de plusieurs des premiers entrés avait empiré, et dès ce moment, chez les nommés Miller (Emile), et Lamiche (Alphonse-Benjamin), tous deux apprentis marins venus à l'hôpital le 15 mai, il était facile de constater l'existence d'une fièvre essentielle, continue, marquée par la stupeur, une prostration complète des forces, du délire et l'apparition sur toute la surface du corps, mais principalement sur le tronc, de petites taches de forme ronde d'un rouge foncé, disséminées ou réunies en plaques, ne s'affaissant, ne disparaissant pas sous la pression du doigt, et ressemblant assez aux pétéchies de la fièvre typhoïde.

Les malades avaient eu deux ou trois épistaxis très abondantes; la langue dure, raccornie, était recouverte d'un enduit noirâtre; la soif très vive, les dents fuligineuses, les selles involontaires, le ventre souple et ne présentant aucun gargouillement; le pouls tantôt dur, tantôt déprimé, variant entre 80 et 150 pulsations. Chez Miller, on pouvait en outre observer des mouvements convulsifs et des soubresauts de tendons très prononcés.

J'avais fait coucher dans les lits dont nous pouvions disposer à l'hôpital, Miller, Lamiche, Tournelec (Antoine-Jean), quartier-maître calfat, et un de nos infirmiers, le nommé Crampser (Pierre), qui étaient tous gravement atteints. L'exiguité du local désigné pour servir d'hôpital, ne nous permettant pas d'établir un plus grand nombre de lits, les autres malades étaient couchés dans des hamacs pendus dans les fauxponts avant et arrière; les deux batteries de la frégate se trouvant encombrées outre-mesure par les bagages, et une certaine quantité des 1,670 turcs que nous avions à bord.

Nous arrivâmes donc à Kamiesch le 20 au matin, et à peine mouillés, je me rendais immédiatement, sur l'ordre du commandant, à bord du vaisseau amiral *le Montebello*, pour informer le chirurgien principal de l'escadre de l'état sanitaire du bâtiment, et l'inviter à venir constater par lui-même l'existence du typhus à bord. Il vint, en effet, visita les malades, et sur le rapport qu'il adressa à l'amiral Bruat, on annula sur l'heure un ordre qui nous avait été transmis par signal télégraphique à notre arrivée, nous enjoignant de repartir sur le champ pour Eupatoria. Des bateaux à vapeur vinrent prendre nos passagers qui n'avaient présenté aucun malade pendant leur séjour à bord; et leur débarquement une fois opéré, après un nettoyage préalable et bien nécessaire, nous nous occupâmes immédiatement de faire dresser des lits dans les batteries avant et arrière, pour y faire coucher nos hommes, dont le nombre s'était encore accru de treize, et s'élevait alors à quarante-neuf typhiques.

Des fumigations chlorurées furent faites partout et souvent, les sabords des batteries largement ouverts pendant le jour, furent tenus demi-fermés pendant la nuit ; des courants d'air établis dans les faux-ponts, au moyen des manches à vent et des hublots ouverts ; de l'eau chlorurée répandue autour des lits ; les sacs et les effets de l'équipage furent montés sur le pont et soumis à une aération prolongée et à des fumigations avec le chlore ; enfin, on ne négligea aucune des mesures d'hygiène prescrites par les règlements, autant que par la situation fâcheuse et exceptionnelle dans laquelle nous nous trouvions. Il en résulta d'ailleurs une amélioration assez appréciable dans l'état des malades, et je suis sûr qu'elles n'ont pas peu contribué à faire, que tous n'ont pas été frappés au même degré d'intensité.

Nous avions reçu l'ordre d'aller déposer nos typhiques à l'ambulance de Kalki, dans la mer de Marmara, à l'entrée du Bosphore, et d'attendre là, la cessation complète de l'épidémie, avant de retourner en France.

Nous appareillâmes donc de Kamiesch le 22 mai à 4 heures du soir, et le 24 au matin nous jetions l'ancre devant le vaste et bel établissement de Kalki, l'une des îles des Princes, où nous nous empressions de faire déposer à terre, au moyen de nos canots-tambours et de nos embarcations, non seulement nos malades typhiques, mais encore les quelques blessés et vénériens que nous avions au poste.

L'ambulance de Kalki, que le Sultan avait mise à la disposition de la flotte française, était établie dans les belles constructions de l'école navale ottomane, dans un site ravissant, où se trouvaient garanties, on peut le dire, toutes les conditions désirables pour le traitement des malades nombreux et graves qui durent y être envoyés.

Lorsque nous y arrivâmes, sa création et son installation étaient encore de date récente ; mais sous la direction énergique de son médecin en chef, le docteur Macret, le service y était assuré et fonctionnait admirablement.

Le Christophe-Colomb avait été mouillé aussi près de terre que possible, et la facilité et la fréquence de nos communications avec l'ambulance me permirent de suivre et de continuer à voir tous les jours les malades que nous venions y déposer. Pendant la traversée, trois nouveaux cas s'étaient déclarés, et nous avions perdu deux de nos malades, Miller et Lamiche. Chez les hommes qui avaient été atteints à la mer, les symptômes avaient présenté, dès le début, un haut caractère de gravité ; il n'y avait pas eu pour ainsi dire de prodromes. La physionomie de la maladie était caractérisée tout d'abord par cette espèce d'ivresse, de stupeur, qui avait constitué en quelque sorte une deuxième période d'invasion pour les premiers malades. Le facies avait pris instantanément cet aspect insolite et particulier, pathognomonique du typhus.

Le lendemain de notre arrivée à Kalki, 25 mai, quatre hommes se présentèrent à la visite et furent dirigés immédiatement sur l'hôpital.

Le 26, M. St-Micaud de Royer, lieutenant de vaisseau, officier en second de la frégate, était aussi envoyé à terre. Son état n'offrait rien de sérieux, lorsqu'il vint réclamer mes soins, et en l'envoyant à l'hôpital, je me conformais à une mesure toute de précaution, plutôt qu'à une indication bien formelle. Mais enfin, comme il y avait une courbature assez forte, un peu de céphalalgie, de la constipation, et un léger mouvement fébrile, je n'hésitai pas. Du reste, ces accidents s'amendèrent assez rapidement, et quelques jours suffirent à l'entier rétablissement de cet officier.

Les 27 et 28, malades, néant.

Le 29, le nommé Viacarat (Lazare), matelot de 3ᵉ classe, fut évacué sur l'ambulance.

Les 30 et 31, malades, néant.

Enfin, le 1ᵉʳ juin, le nommé Besson (Étienne), matelot de 3ᵉ classe, dut être aussi envoyé à terre. Ce cas très grave, dès le début, et qui devait être mortel, fut le dernier que nous eûmes à enregistrer. Pendant notre séjour à Kalki, nous avions fait déposer dans les buanderies de l'hôpital, pour y être lavés et lessivés, les draps de lit, couvertures.

matelas, chemises, gilets de laine et bonnets ayant servi. Tous ces objets avaient été soumis ensuite à des fumigations de chlore. A bord, on maintenait la plus grande propreté, la cale et la cambuse avaient été l'objet de soins tout particuliers ; les effets de l'équipage, que l'on avait montés sur le pont, restaient nuit et jour exposés à l'air, et les hommes furent disséminés pour les postes de couchage, dans les batteries avant et arrière.

Du 24 mai au 11 juin, jour de notre départ pour France, nous dirigeâmes sur l'hôpital 68 malades, dont 58 typhiques.

    2 étaient morts à la mer,
   13 moururent à l'ambulance.

Total. 15 morts.

Tous les autres, à l'exception de sept, dont la convalescence n'était pas tout-à-fait assez complète lors de notre départ, revinrent à bord dans un état assez satisfaisant en général, mais cependant loin encore de présenter une marche régulière ou identique dans leur convalescence. Chez tous, la faiblesse musculaire était extrême — quelques-uns avaient des vertiges de temps en temps — chez d'autres, on voyait persister des réminiscences de la typhomanie — des rêves pendant la veille, de la dureté d'ouïe — trois ou quatre avaient la mémoire très affaiblie ou presque nulle.

Dans tous les cas, on pouvait facilement constater que la marche plus ou moins franche de la convalescence, n'était pas toujours en rapport avec l'intensité de l'empoisonnement typhique, et la gravité des modifications qu'il avait imprimées à l'organisme, chez certains individus.

Mon intention n'est pas de donner ici, jour par jour, la feuille clinique de chacun des malades que j'ai eu à soigner.

J'aurais pu citer les observations de plusieurs d'entre eux les plus graves, afin de bien préciser la forme et le cachet de l'épidémie qui sévissait à bord du *Christophe-Colomb* ; mais c'eût été reproduire trop longuement les traits que cette maladie a revêtus aux yeux de tous ceux qui l'ont vue en Crimée, ou dans les hôpitaux d'Orient. J'ai donc préféré présenter un tableau d'ensemble, et signaler ce que les diverses périodes m'ont permis de remarquer chez tels ou tels de nos typhiques.

Et d'abord, au point de vue des causes qui ont pu faire éclater cette épidémie sur la frégate, je n'en vois pas de plus puissante que l'encombrement d'hommes, tantôt valides, tantôt malades, qui existait constamment sur *le Christophe-Colomb,* par suite du service actif qui lui était imposé. Il faut se rappeler aussi, que depuis trois mois, le typhus exerçait de cruels ravages dans les camps et les ambulances de l'armée.

Mais d'ailleurs, éloignant ici toute idée de contagion directe, puisque aucun des passagers que nous avions reçus à bord n'avait offert, à ma connaissance, les caractères de cette affection, il me suffira d'établir que depuis neuf mois, nous avions transporté de Sébastopol à Constantinople, ou en France, un nombre considérable de malheureux atteints de fièvres, dysenteries, scorbut, choléra; ou bien présentant de larges blessures qui fournissaient une abondante suppuration. Beaucoup de ces affections ne pouvaient-elles pas être considérées comme devant avoir une influence toute particulière et fatale, en quelque sorte, sur la production spontanée du typhus à bord d'un bâtiment?

Je crois, pour ma part, que telle a été la véritable cause de cette épidémie.

L'équipage *du Christophe-Colomb,* composé d'hommes jeunes, d'une organisation généralement saine et vigoureuse, et attachés au navire, avait supporté, j'oserai dire presque impunément jusque-là, les rudes fatigues du métier de la mer. Il ne présentait par lui même, et dans sa constitution, aucune prise au fléau qui venait tout-à-coup si tristement l'éprouver.

Nous n'avions jamais négligé la stricte et fréquente application des mesures d'hygiène, ayant pour but de purifier et d'assainir le navire. Nos vivres avaient toujours été de bonne qualité, et à peine une seule fois, dans les remplacements que nous avions faits dans le Bosphore, le vin avait-il laissé peut-être à désirer. En somme, il faut en convenir, l'invasion de cette épidémie fut aussi brusque qu'imprévue. Ce typhus a été spontané, ou bien, l'incubation, s'il y en a eu une, s'est faite lentement, sans qu'il fût possible d'en déterminer la durée, ou d'établir positivement sous quelles influences le poison miasmatique a tout-à-coup atteint un degré de violence suffisant, pour se développer, éclater et sévir ainsi qu'il l'a fait. Une particularité qui mérite je crois d'être notée, c'est que, sur les 58 typhiques, 21 hommes appartenaient au personnel de la machine, comme maîtres, chauffeurs, matelots-chauffeurs et soutiers. Comment expliquer cette énorme proportion de près de la moitié sur le chiffre total, autrement que par l'état anémique particulier aux hommes de cette rude profession maritime, par les causes dépressives d'abondantes déperditions sudorales, et d'une hématose imparfaite, résultant de leur séjour prolongé devant les feux, dans les soutes à charbon, ou dans la chambre de la machine?

Chez nos malades, la régularité des périodes, assez généralement établies dans le typhus, a manqué souvent. Si quelques-uns, et ce sont les premiers atteints, ont eu quelques prodromes pour ainsi dire, d'autres ont été frappés sans transition aucune, et alors que quelques instants auparavant ils paraissaient jouir d'une santé parfaite.

En groupant autour des principaux symptômes, les caractères que la maladie a présentés dans sa marche, je dirai que les malades accusaient en général des frissons violents, qui se manifestaient dans le dos, — rachialgie, — douleur frontale, très violente et opiniâtre, comparée par les patients à celle que produirait une forte compression exercée sur cette région. — Angine plus ou moins forte. — Les muqueuses oculaire, nasale, bronchique et stomacale, offraient toutes un état catarrhal plus ou moins bien marqué, — l'haleine était fétide, — la langue saburrale, rouge à la pointe et sur les bords, — la face vultueuse, rouge, — les conjonctives fortement injectées.

Les malades éprouvaient des tintements d'oreilles, — de la dureté d'ouïe, — des vertiges, — des divagations dans les idées. — Chez quelques-uns, il y avait perte absolue de la mémoire, ou bien ils faisaient les réponses les plus excentriques et les plus bizarres aux questions qui leur étaient adressées. — Le facies était marqué au coin de la stupeur et d'une véritable hébétude, — délire à degrés variés, la nuit surtout, tantôt agité, furieux, tantôt raisonné, — typhomanie, — constipation, — urines rouges et difficiles, — pouls dur et généralement entre 120 et 150 pulsations. — Chez tous, vers le deuxième ou troisième jour, et souvent même le premier, — apparition sur le cou, la poitrine et les membres, d'une éruption exanthémateuse caractérisée par des taches petites et arrondies — d'une couleur rouge foncé — ne disparaissant pas sous la pression, et ne dépassant pas le niveau de la peau. — L'abdomen ne présentait aucun météorisme ; — les selles étaient liquides, involontaires et fréquentes. — Parvenue à cette période, et suivant que des phénomènes d'ataxie ou d'adynamie s'étaient montrés, alternant quelquefois chez le même sujet, la maladie entrait dans une nouvelle phase, phase d'élimination et de guérison, si l'on peut ainsi l'appeler, et que jugeaient une parotidite, — des sueurs et des urines abondantes, — des épistaxis assez fréquentes. — Ou bien la stupeur se montrait de plus en plus profonde, le malade était pris d'un mouvement de carphologie — soubresauts des tendons, — contracture convulsive des membres — la peau devenait visqueuse et glacée, — l'exanthème prenait une teinte plus foncée et comme livide, — la langue tremblotante se présentait sèche, râpeuse et couverte de fuliginosités noirâtres ; — le pouls faible et fréquent, filiforme, — les urines se supprimaient, — la respiration se faisait avec une gêne toujours de plus en plus croissante, — des hoquets fréquents l'entrecoupaient, — et la mort survenait après une courte agonie.

La durée de la maladie a été généralement de 15 à 20 jours. Dans les cas heureux, la guérison arrivait du dixième au douzième jour.

Au point de vue de l'anatomie pathologique, il est à regretter que l'absence d'un local convenablement disposé à l'ambulance de Kalki, établie depuis peu de temps, ne nous ait pas permis de faire l'autopsie de nos morts, afin de constater les désordres anatomiques.

Traitement. — Je l'ai dit déjà, si les mesures prophylactiques d'hygiène, que nous prescrivaient impérieusement les conditions insalubres et misérables, dans lesquelles nous nous trouvions trop souvent, furent toujours énergiquement exécutées à bord, nous n'avions pu cependant empêcher l'agglomération forcée d'une grande quantité d'hommes dans les espaces étroits de nos batteries et de nos faux-ponts, ainsi que les mille et une causes, que les situations de la guerre ou du temps nous imposaient, et qui devaient fatalement faire éclater tôt ou tard le typhus parmi nous. Dès l'invasion du fléau, notre premier soin fut de procurer, autant que nous le pouvions aux malades, une aération et un isolement de première nécessité.

Du reste, ces deux conditions si indispensables furent heureusement remplies pour eux, par leur hospitalisation dans les vastes salles de l'ambulance de Kalki, des désinfections constantes furent employées, dans le but d'éliminer ou d'atténuer le plus possible le poison miasmatique. Enfin, nous essayâmes d'opposer à la maladie le traitement le plus rationnel, et qui nous parut le mieux en rapport avec les symptômes que nous offraient ces infortunés typhiques.

Les évacuants, ipécacuanha, huile de ricin, sulfate de soude, employés dès le début, ne modifièrent en général que très peu l'état des premiers malades qui se présentèrent à moi, et dont le traitement fut continué, sous l'influence des causes d'intoxication existant à bord. — Les mêmes moyens, au contraire, me parurent d'une très grande efficacité, et préférables peut-être à tous autres, dès que les hommes se trouvèrent à terre, isolés, disséminés dans de larges espaces bien aérés et soustraits à l'imprégnation des principes miasmatiques. La limonade tartrique, gommée et réglissée, que j'avais prescrite d'abord, fut remplacée par la limonade végétale, aussitôt que nous pûmes nous procurer des citrons, et dès notre retour d'Eupatoria à Kamiesch, nous achetâmes 600 de ces fruits. Chez plusieurs malades, les toniques et surtout la décoction de quinquina avec addition de sulfate de quinine 0,50, semblèrent enrayer assez fréquemment la forme adynamique.

L'emploi du sulfate de quinine à doses élevées, 2 grammes dans les vingt-quatre heures, essayé au début sur deux hommes, chez lesquels il semblait y avoir une rémittence assez marquée, m'a paru sans aucune efficacité.

Parmi les antispasmodiques, le camphre, le musc 0,50 par potion, modifièrent assez bien les accidents cérébraux, très violents dans quelques cas.

Les émissions sanguines, employées à bord sur un homme seulement, le nommé Biston (Charles-Joseph), matelot de 3ᵉ classe, d'une constitution athlétique, fournirent un sang noir et couvert d'une couenne inflammatoire épaisse.

Mises en usage deux fois à Kalki, dans des cas qui semblaient aussi réclamer impérieusement leur emploi, elles n'amenèrent pas de diminution dans l'intensité si violente de la céphalalgie, et les congestions contre lesquelles on les dirigeait.

Le délire était, au contraire, singulièrement modifié dans sa force et dans sa durée, par quelques épistaxis abondantes qui se montrèrent quelquefois.

Je dois dire aussi que les révulsifs, sinapismes, cataplasmes sinapisés, promenés sur la périphérie du corps; les frictions excitantes, les vésicatoires sur le sommet de la tête, aux cuisses, aux mollets, me parurent déterminer d'heureux effets chez quelques sujets.

Enfin, dès que la convalescence s'établissait, les malades étaient immédiatement soumis à un régime analeptique, et à l'usage de vins généreux.

Telle fut cette épidémie de typhus, dans laquelle je fus heureux de trouver chez mes deux collègues, MM. Brassac et Henseling, chirurgiens de 2ᵉ classe de la marine, une cordialité et une communauté d'abnégation, qui resserrèrent entre nous les liens d'une amitié qui m'est chère. Je dois signaler aussi l'empressement avec lequel le commandant de la frégate, accéda à toutes les demandes que j'eus à lui adresser. — Toutes les fois qu'il s'est agi d'un soulagement, d'une amélioration quelconque à apporter à l'état de nos malades, j'avais d'avance la certitude de lui voir approuver toutes les mesures à prendre ; bon nombre d'entre elles même ont été entièrement dues à son initiative.

Mais d'ailleurs, comment aurait-il pu en être autrement? — Comment ne pas être profondément touché par la vue de ce vaillant équipage affaissé sous l'étreinte d'une pareille épidémie! Certes, ces mauvais jours sont passés depuis longtemps déjà, mais, de ma vie, je n'oublierai pour ma part, le spectacle lugubre et navrant, de nos batteries, avec ces longues files de lits de douleur, où gisaient tant de figures amies, tant d'hommes robustes et courageux, dont à défaut de gloire retentissante, les services obscurs et dévoués méritaient une autre récompense.

Enfin, le 11 juin, nous repartions pour France, emmenant avec nous le plus grand nombre des convalescents ; tandis que nous laissions encore à Kalki, ceux dont la santé aurait pu être compromise par les chances d'une traversée.

Les chiffres du tableau ci-joint établissent l'effectif de notre équipage, la qualité des individus qui furent atteints, le nombre des invasions, celui des décès, et des hommes qui sortirent guéris, ou que nous fûmes dans l'obligation de laisser à l'ambulance, pour s'y remettre entièrement.

GRADES.	EFFECTIF.	TYPHIQUES.	BLESSÉS.	VÉNÉRIENS.	FIÉVREUX.	Morts à Kalki.	Morts à bord.	Laissés à Kalki.	SORTIS de l'ambulance de Kalki	
									le 8 juin.	le 11 juin.
Commandant............	1	»	»	»	»	»	»	»	»	»
Officiers...............	6	1	»	»	»	»	»	»	1	»
Maîtres................	5	1	»	»	»	»	»	»	»	1
Seconds-maîtres.........	5	1	»	»	»	»	»	»	»	1
Contre-maîtres de la machine	6	3	»	»	»	»	»	»	2	1
Ouvriers chauffeurs......	15	8	»	»	»	3	»	1	2	2
Quartiers-maîtres.........	9	3	»	»	»	»	»	»	2	1
Fourriers..............	2	1	»	»	»	»	»	»	»	1
Matelots de 1re classe....	7	1	»	»	»	»	»	»	1	»
— 2me classe....	20	2	1	2	»	1	»	»	3	»
— 3me classe....	86	23	3	2	»	7	»	3	12	10
Novices...............	27	6	»	»	1	»	2	2	3	»
Mousses...............	8	5	»	»	»	1	»	1	2	1
Agents des vivres........	4	2	»	»	»	1	»	»	»	1
Infirmiers..............	4	1	»	»	»	»	»	»	1	»
TOTAL........	205	58	4	4	1	13	2	7	29	19

Notre voyage fut des plus heureux, et nous mouillâmes sans encombre et sans autres malades, à Toulon, le 18 juin.

CHAPITRE III.

Itinéraire. — Dès notre arrivée, et bien qu'aucun cas nouveau ne se fût présenté, le navire fut encore désarrimé, ventilé, purifié et blanchi à la chaux. Un repos si tristement acheté fut accordé à l'équipage, et nous repartîmes pour la Crimée le 12 juillet. M. l'amiral Jacquinot, appelé au commandement de la station française dans le Levant, prenait passage à notre bord avec son état-major, jusqu'au Pyrée. Nous avions de plus, avec un chargement considérable en approvisionnements, 800 hommes d'infanterie de marine qui rejoignaient leur corps devant Sébastopol.

Partis le 12 juillet, nous touchions à Messine le 15, au Pyrée le 19, et arrivions dans le Bosphore le 25.

Notre voyage s'était effectué sans événement important, si ce n'est la perte d'une jeune recrue de l'infanterie de marine que nous transportions. Ce malheureux soldat, arrivé au service depuis peu de temps, était nostalgique à un haut degré, rien ne pouvait l'arracher au désir de se détruire qu'il avait exprimé déjà plusieurs fois. Et trompant toute surveillance, il se jeta à la mer pendant la nuit, et ne put être retrouvé.

J'eus à traiter quelques cas de cholérine, de dysenterie, de fièvre intermittente et rémittente; mais ces maladies prirent une rapide et fâcheuse extension dès notre arrivée à Constantinople, où nous fîmes un assez long séjour pour débarquer notre cargaison; et où après avoir reçu l'ordre de transborder nos troupes d'infanterie de marine sur la frégate à vapeur *le Caffarelli*, qui les conduisait à Kertch, nous prîmes en échange un bataillon de 1,200 hommes du 3)ᵉ de ligne et 200 convalescents, sortant des divers hôpitaux, pour rallier leur régiment au siége.

Ces hommes nous fournirent un grand nombre de malades, parmi lesquels, trois cas de choléra confirmé; il nous fallut en débarquer une quarantaine environ, et encore chaque jour, voyons-nous s'accroître le chiffre des entrées à l'hôpital. De plus, notre mouillage dans la Corne-d'Or fut l'occasion d'un triste événement qui aurait pu avoir des suites encore bien plus désastreuses, à cause de l'encombrement qui existait à bord. Une frégate turque, à voiles, entraînée par le courant et obéissant à une fausse manœuvre, vint avec une vitesse de dix nœuds à l'heure aborder le *Christophe-Colomb*.

Une grande partie de l'avant fut emportée, les deux navires éprouvèrent de très fortes avaries; et cet abordage coûta encore la vie à neuf hommes, parmi lesquels six matelots turcs, et trois militaires du 30me. Tous furent broyés horriblement, et leurs lambeaux sanglants entraînés par les rapides courants du Bosphore, dans lequel ils tombèrent. — Après avoir passé quelques jours en réparation dans l'arsenal de Constantinople, nous appareillâmes enfin le 14 août pour Kamiesch, où nous arrivions le 16 au matin.

A ce même instant, et par un épais brouillard de beau temps, 40,000 russes de l'armée d'observation attaquaient le pont de Traktir et la rive gauche de la Tchernaïa que nous occupions. Un moment surprises et ramenées, nos troupes se reportèrent en avant avec la plus grande vigueur, refoulant les russes en dehors des lignes envahies, et les culbutant, après leur avoir fait éprouver des pertes considérables. Sans compter un grand nombre de morts de part et d'autre, cette victoire nous avait coûté 800 blessés, et nous avions dû relever à côté d'eux, sur le même champ de bataille, 1,754 russes, qui y avaient été abandonnés. Devant cette énorme proportion de blessés, venant s'ajouter à tous ceux qui remplissaient déjà les ambulances, le service médical se trouva débordé, et sur la demande du général en chef, M. l'amiral Bruat ordonna à douze chirurgiens de la marine de débarquer, et d'aller au grand quartier général se mettre à la disposition de M. le docteur Scrive, médecin en chef de l'armée. J'étais du nombre de ceux qui reçurent cet ordre, et ainsi que tous mes collègues, je mis le plus grand empressement à l'exécuter. Avec eux, je fus donc attaché au service d'une ambulance provisoire, établie à Kamiesch, sur l'emplacement d'un ancien camp baraqué, et qui fut bientôt encombrée par l'arrivée de 1,203 blessés russes, relevés à Traktir et sur les bords de la Tchernaïa. Indépendamment du personnel médical fourni par l'escadre, l'ambulance comptait encore huit chirurgiens militaires, parmi lesquels des opérateurs distingués. Et cependant la tâche était rude, comme on pourra facilement s'en faire une idée, en songeant à la gravité de beaucoup de blessures, produites surtout par l'action des projectiles creux.

Mais enfin, tout le monde se mit courageusement à l'œuvre. Profitant de la proximité du mouillage de leurs navires, plusieurs de nos collègues s'empressèrent de venir nous prêter leur assistance, et les pansements provisoires une fois établis, l'extraction des corps étrangers, les débridements nécessaires pratiqués, un examen sérieux des blessures graves dut nous occuper; puis il fallut commencer les grandes opérations. Je ne parlerai pas autrement des difficultés que devait naturellement présenter dans les circonstances de précipitation où il avait été formé, le service chirurgical de cette ambulance.

Les baraques avaient été complètement envahies par les blessés qu'il importait, avant tout, de mettre à l'abri ; et c'est sous la toile d'une tente ouverte aux quatre vents du ciel, par une chaleur presque tropicale, qu'il fallut pratiquer les opérations graves, amputations, résections, etc.

Quatre de ces tentes furent dressées à une faible distance les unes des autres ; le personnel dont disposait l'ambulance en chirurgiens et infirmiers, réparti entre elles, et l'œuvre chirurgicale commença, pour fonctionner le jour et la nuit. Quelques caisses de biscuit, reliées ensemble de manière à former un plan suffisamment incliné, et recouvertes de deux matelas et d'une toile cirée, constituaient le lit de misère sur lequel étaient déposés tour à tour les nombreux blessés qu'il fallut opérer.

Du 17 au 21 août, 82 grandes opérations furent pratiquées par les chirurgiens de la marine, et 31 par les chirurgiens militaires, ce qui donne un total de 113.

Dans ce travail réparti entre nous, j'avais dû, pour mon compte, pratiquer 6 amputations, dont :

   2 — de la jambe,
   2 — de la cuisse.
   1 — du bras,
   1 — désarticulation scapulo-humérale.

Ce n'est pas ici le lieu de faire un historique des lésions traumatiques qui nous mirent dans la triste nécessité de recourir, comme dernière ressource curative à l'amputation, chez tant de malheureux blessés; je dépasserais, en agissant ainsi, les limites qui me sont imposées par cette dissertation. Mais je considère comme un devoir de constater un grand enseignement que j'eus l'occasion de puiser là, et que de plus hautes autorités que la mienne sont venues depuis, faire définitivement acquérir à la pratique chirurgicale : je veux parler de l'emploi du chloroforme, auquel furent soumis tous les amputés, sans que nous ayons eu le moindre accident à regretter, bien que l'application de l'agent anesthésique fût faite au moyen d'une simple compresse roulée en volute, et contenant un peu de coton imprégné de chloroforme. Du reste, les précautions les plus grandes étaient réunies dans cette vaste pratique de la chloroformisation, et l'on peut dire que l'intelligence des médecins qui en étaient chargés, suppléait à ce que son mode d'administration pouvait avoir peut-être de bien défectueux. Il fallut ensuite évacuer tous ces blessés sur Constantinople, et le 22 août *le Christophe-Colomb* appareilla, après avoir pris 200 malades ainsi que 250 hommes valides appartenant à la gendarmerie de la garde.

Ce voyage, comme tous ceux de ce genre, fut marqué pour nous par un excès de besogne, qu'expliquera le grand nombre d'individus que nous avions à secourir, et la fréquence des pansements que nous imposaient les chaleurs très fortes de la canicule. Le 24, nous entrions dans le Bosphore, et nous venions de débarquer nos passagers militaires, nous disposant à mettre à terre nos malades, lorsque la frégate reçut l'ordre d'aller donner une remorque d'urgence à un navire à vapeur qui venait de s'échouer.

Nous partîmes, et au moment d'accomplir notre mission, nous fûmes abordés tout-à-coup par un grand clipper américain, qui nous prenant par le travers, et brisant son beaupré, nous démâta complètement de notre grand mat. Encore cet accident fût-il très heureux, puisqu'aucun homme de l'équipage ne fut blessé, et que les malades étaient à l'abri, couchés dans les batteries et le faux-pont, en attendant les chalands qui devaient les emporter. — Seul, un cheval que l'on n'avait pas eu le temps de débarquer, fut atteint par le mat dans sa chute, et tué sur le coup.

Tandis que nous pensions entrer dans l'arsenal pour nous y réparer, l'autorité supérieure nous enjoignit d'embarquer immédiatement 300 convalescents, et de donner la remorque, jusqu'en France, au navire *le Non-Pareil;* le même qui nous avait abordé, et sur lequel on embarqua aussi 200 autres convalescents.

Nous quittâmes donc Constantinople le 27 août, et après avoir relâché le 29 à Milo, dans l'Archipel, nous mouillions en rade de Toulon le 9 septembre, sans que notre traversée ait offert rien d'extraordinaire au point de vue du service de santé.

Quelques heures après notre arrivée, la frégate fut entrée dans le port, un autre mat fut mis en place, les travaux poussés activement, sans désemparer; et nous pouvions, huit jours après, repartir pour Marseille, où nous allions prendre de nouvelles troupes pour les conduire encore en Crimée, malgré la grande nouvelle que l'on venait d'apprendre, annonçant que Sébastopol était enfin tombé.

Choléra. — Notre séjour à Toulon avait été de très courte durée (8 jours), et nous n'avions éprouvé en aucune façon, l'influence de la constitution cholérique très prononcée qui s'y faisait sentir, ainsi qu'à Marseille et dans tout le midi de la France à cette époque. Le 18 septembre, nous quittions Toulon à 4 heures du matin, nous dirigeant sur Marseille où nous arrivions à 9 heures, et commençant à midi l'embarquement des troupes, nous reprenions la mer le soir à 7 heures. Nous avions à bord l'état-major, et près de deux bataillons du 11ᵉ de ligne (1,600 hommes), arrivant par les voies ferrées et dans un excellent état de santé, de Saint-Omer, où ne régnait à leur départ aucun soupçon de choléra. Ce régiment, descendu à la gare de Marseille le matin même, à 8 heures, avait fait une halte de deux heures dans une plaine où on l'avait campé à son arrivée; puis, il avait traversé la ville en armes, se dirigeant vers le quai de la Joliette, où la frégate était accostée à l'aide de deux larges ponts, qui permettaient d'embarquer un grand nombre d'hommes à la fois.

Le temps était beau lorsque nous partîmes à 7 heures du soir, et nous faisions route avec une bonne brise de N.-O. Les passagers, malgré l'encombrement, s'étaient assez rapidement installés, lorsqu'à une heure du matin, je fus prévenu qu'un soldat venait d'entrer à l'hôpital, présentant des vomissements attribués d'abord au mal de mer, mais accompagnés ensuite de crampes violentes et qui arrachaient des cris aigus au malade.

Accouru auprès de cet homme, je constatai l'état suivant : vomissements et selles continues de matières séreuses, blanchâtres, — extrémités froides. — prostration complète des forces, — céphalalgie, — décomposition profondément accusée des traits ; — les yeux sont enfoncés dans l'orbite, — la langue blanche, sans enduit, glacée, — la soif vive, — la respiration anxieuse, — la voix cassée et éteinte. — Le pouls filiforme, — il y a des crampes fréquentes et douloureuses dans les membres supérieurs et inférieurs, — une sueur froide et visqueuse sur tout le corps, — l'excrétion des urines est nulle. — Devant une pareille mise en scène, le moindre doute n'était pas possible, et je ne pouvais constater qu'un cas grave de choléra.

A mes interrogations, ce militaire, d'une constitution robuste, répond avec une grande netteté qu'il a été frappé subitement et alors que son état de santé lui paraissait très bon; il n'éprouvait, disait-il, qu'une grande fatigue, résultat tout naturel du long parcours qu'il venait de franchir en wagons. — On s'empresse de faire coucher le malade, on l'enveloppe dans des couvertures de laine, des frictions excitantes sont faites dans le but de rappeler la chaleur et la circulation ; nous parons enfin à toutes les indications positives et pressantes, que réclamait cet état si sérieux. Mais malgré tout ce que l'on pût faire, les accidents s'aggravèrent de plus en plus, et la mort survint le lendemain à 2 heures de l'après-midi, après quatorze heures depuis le moment de l'invasion. La journée du 20 s'écoula sans nouveaux malades, mais dans la nuit du 20 au 21, trois militaires sont atteints en même temps, et presque au même degré. Puis, se dessinant plus franchement, l'épidémie se déclara avec assez d'intensité, pour qu'à notre arrivée à Malte, le 23 septembre ; nous soyons dans l'obligation de débarquer au lazaret de cette ville, après en avoir perdu quatre à la mer, douze hommes atteints de choléra, et vingt-six présentant de la diarrhée ou quelques coliques. Nous quittons Malte le lendemain 24, — le 25 et le 26, nous recevons encore à l'hôpital neuf cholériques appartenant tous au régiment passager, et sans qu'aucun homme de l'équipage ait présenté les moindres symptômes prodromiques de l'épidémie régnante. Mais le 27 au soir, à 5 heures, et au moment où il venait d'achever un quart de 4 heures dans la machine, le premier-maître mécanicien de 1re classe Demolle, est comme foudroyé tout-à-coup, et succombe à minuit après 7 heures de maladie. Un soutier et un matelot-chauffeur sont atteints à leur tour, et en mouillant à Constantinople, le 30 septembre, nous envoyions encore à l'hôpital onze cholériques, dont sept militaires et quatre matelots.

Après avoir fait du charbon à Thérapia, nous partons enfin le 5 octobre pour arriver à Kamiesch le 9, ayant dû enregistrer six nouveaux cas de choléra, dont quatre parmi les passagers et deux dans l'équipage. Total. 49 cas de choléra.

MILITAIRES passagers.	ÉQUIPAGE.	CHOLÉRIQUES débarqués à Malte ou à Constantinople	TRAITÉS A BORD	Morts à bord	Guéris à bord
40	9	24	25	11	14
49		49			

Mon intention n'est pas d'ajouter ici une monographie de plus, à toutes celles qui ont paru déjà sur le choléra. A quelques légères différences près, la maladie a été là ce qu'elle s'est montrée par tout ailleurs; presque constamment mortelle, quand elle était grave ; plus heureuse dans sa terminaison, lorsque nous avions le bonheur d'obtenir une réaction convenable.

Les médications externe et interne ont été proportionnées à la gravité des cas, toujours rapidement mises en usage, et pour ainsi dire au début même. Je ne parlerai donc pas autrement de cette maladie, si ce n'est pour faire remarquer les circonstances particulières dans lesquelles elle a éclaté. Si l'on se rappelle, en effet, que le 11ᵉ régiment de ligne, composé, il est vrai, en majeure partie de jeunes soldats, était arrivé à Marseille dans les meilleures conditions de santé, qu'il avait à peine en quelque sorte traversé le foyer cholérique dont Marseille, Toulon et quelques autres villes du midi étaient autant de centres à cette époque; on a le droit d'être étonné, en voyant l'épidémie envahir aussi brusquement un navire sur lequel une agglomération d'hommes, bien plus considérable que celle du moment, aurait pu autrefois être considérée comme la cause sinon productrice, du moins prédisposante du fléau.

Et comment expliquer ensuite cette immunité dont jouit l'équipage pendant huit long jours, alors que nous avions reçu déjà vingt-neuf militaires atteints de choléra!.... D'un autre côté, si l'on veut essayer de se rendre compte de la marche et de la propagation de la maladie, comment conclure? Même en invoquant l'existence d'un agent essentiellement contagieux, d'une cause spécifique répandue dans l'atmosphère, et suivant cette direction irrégulière et capricieuse, qui a signalé tant d'épidémies observées, le problème si difficile de la contagion du choléra, ne serait pas encore résolu complètement et d'une manière satisfaisante.

Car enfin, dans le cas dont il s'agit, la maladie a bien été transportée d'un foyer épidémique, Marseille ou Toulon si l'on veut, dans un lieu où les symptômes les plus prodromiques n'existaient même pas ; — puis, tout-à-coup elle éclate, sévit, et renversant les théories le plus ordinairement admises dans la contagion, pendant huit jours, elle épargne complètement un nombre d'hommes assez considérable, vivant cependant au contact presque immédiat de ceux qu'elle avait frappés, respirant dans la même atmosphère.

Et lorsqu'elle les envahit à leur tour, c'est en faisant dater pour ainsi dire son apparition parmi eux, d'une latitude présentant une différence de 7 degrés, et une distance de 250 lieues avec l'endroit qu'il faut considérer comme son premier et véritable foyer.

Certes, parmi les maladies épidémiques qui ont décimé les équipages de tant de navires dans la Baltique ou en Crimée, le choléra est bien évidemment une de celles qui ont présenté dans leur physionomie et leur marche, les bizarreries et les étrangetés les plus inexplicables; et je crois qu'à ce titre, l'épidémie du *Christophe-Colomb* n'aura fait que jeter un problème de plus à la sagacité des médecins, quels qu'ils soient d'ailleurs, contagionnistes ou infectionnistes.

Arrivés le 9 octobre à Kamiesch, nous y séjournâmes jusqu'au 14 ; à cette date, nous fûmes envoyés en mission à Eupatoria, d'où nous revînmes le lendemain 15, et enfin, le 18, nous faisions de nouveau route pour France. — Aucun cas de choléra n'avait reparu à bord, et la maladie nous avait bien quitté pour ne plus se montrer. La frégate avait reçu l'ordre de conduire à Marseille, MM. les généraux, Bosquet commandant le 2ᵉ corps d'armée, Mellinet, général de division de la garde, et Trochu, général de brigade: tous les trois blessés le même jour à l'assaut de Sébastopol, le 8 septembre. Un volumineux éclat de bombe, heureusement à la fin de sa course, avait renversé le général Bosquet en l'atteignant à l'épaule droite. Le général Mellinet avait reçu à Malakoff, un biscaïen qui l'avait frappé à la face, en produisant dans les régions malaire et maxillaire supérieure droite, une fracture et des désordres importants. La lésion de M. le général Trochu présentait aussi un haut caractère de gravité. A la tête de ses troupes, qu'il conduisait à l'attaque du bastion central, cet officier général avait eu le mollet et pour ainsi dire toutes les parties molles de la jambe gauche, emportées par un projectile qu'il avait reçu à quelques pas de la pièce dirigée contre lui. Par un bonheur providentiel, la colonne osseuse du membre avait été respectée, et demeurait parfaitement intacte ; mais il en était résulté une énorme solution de continuité, une vaste plaie, qui s'était ressentie, dans les premiers jours, des influences infectieuses qui régnaient dans les camps et sur les ambulances; influences, dont triomphèrent très heureusement, le mâle courage, l'énergie et la riche organisation du général. Un autre malade avait aussi pris passage sur *le Christophe-Colomb*, c'était le lieutenant-colonel d'état-major De-La-Tour-du-Pin, un des caractères les plus chevaleresques de cette guerre de Crimée. Atteint à la partie supérieure et interne du membre inférieur gauche, par un éclat d'obus, le 8 septembre, cet officier supérieur, d'une constitution déjà profondément altérée, avait vu son état empirer chaque jour, moins par la gravité de sa blessure qui était en assez bonne voie, que par une dysenterie que ne purent arrêter tous les soins dont il était entouré. Le colonel devait mourir quelques jours après notre arrivée en France.

Notre traversée, qui s'opéra de la façon la plus heureuse, sembla modifier avantageusement l'état de nos malades, et j'eus la satisfaction de constater chez eux des conditions de guérison et de santé, bien meilleures que celles dans lesquelles ils se trouvaient au moment de leur embarquement, lorsque nous arrivâmes à Marseille le 30 octobre, après avoir relâché à Messine le 25 et le 26.

Plusieurs années se sont écoulées déjà depuis cette époque, bien des événements divers ont eu leur cours; mais il n'est personne qui ignore que le général Bosquet, élevé à la dignité de Maréchal de France, peu de jours après son retour, a succombé dernièrement aux atteintes d'une longue et cruelle maladie; — et que, complètement remis de leurs graves blessures, les généraux Mellinet et Trochu ont ajouté un nouvel éclat à leur nom, à Magenta et à Solferino, où ils exerçaient tous deux des commandements supérieurs dans l'armée d'Italie.

Le *Christophe-Colomb* revenu à Toulon faisait de nouveau ses préparatifs pour retourner dans la Mer-Noire, lorsque les réparations urgentes dont il avait besoin, déterminèrent sa mise en commission de port. Cette mesure entraînait le débarquement de son état-major, et d'une grande partie de son équipage. Je quittai donc cette frégate, pour embarquer deux mois après, sur la corvette à vapeur *le Roland*, avec laquelle je retournai en Crimée, où je restai jusqu'au dernier jour de l'occupation française. C'est sur *le Roland*, en effet, que prit passage pour retourner en France, le 5 juillet 1856, M. le Maréchal Pélissier, après qu'il eut fait aux troupes russes la remise de cette terre de Chersonèse, si glorieusement acquise et si bravement défendue.

Les nombreuses évacuations de malades et de blessés que nous avions faites sur *le Christophe-Colomb*, m'avaient offert, ainsi qu'on a pu en juger par l'exposé que j'en ai présenté dans les pages précédentes, un vaste champ d'observations médicales et chirurgicales. Malheureusement beaucoup d'entre elles, afin d'être complètes et fructueuses, auraient exigé bien plus de temps que je n'en avais pour suivre les malades, étudier tout ce que leur état avait de remarquable et d'important.

Les plaies par armes à feu, malgré les caractères communs qui leur sont propres, et qui à ce titre ont permis de les réunir, de les grouper pour ainsi dire en une famille distincte, ont été souvent pour moi l'occasion d'études intéressantes. Tant de projectiles de toute sorte ont été employés dans cette guerre! C'est ainsi que je signalerai surtout, mais en passant seulement, le mode d'action particulier aux balles lancées par les armes de précision, balles cylindro-coniques; la grande variété des désordres qu'elles produisent, et l'extrême difficulté qu'entraîne ordinairement leur extraction.

Il est aussi un phénomène consécutif des plaies d'armes à feu, que j'ai été étonné de n'avoir pas à combattre plus souvent, et que je n'ai eu que rarement l'occasion d'observer. Je veux parler des hémorrhagies, surtout de ces hémorrhagies abondantes, qui se déclarent quelquefois au moment de la chute des eschares, et qui compromettent si gravement l'existence des malades.

C'est à peine si j'ai été appelé huit ou dix fois à remédier à des accidents de ce genre, et toujours l'emploi du perchlorure de fer en solution m'a permis de le faire efficacement.

Des cas de tétanos ont été très rarement observés pendant cette campagne, et je crois que les rapports officiels n'en ont pas enregistré plus d'une trentaine.

Pour ma part, j'ai eu malheureusement l'occasion d'en constater un cas mortel, chez un jeune capitaine du génie, M. Forcade, amputé de la cuisse depuis neuf jours déjà, lorsqu'il vint à bord. Une grande imprudence commise par cet officier, ne contribua pas peu, j'en suis convaincu, à développer chez lui les accidents tétaniques auxquels il succomba peu de jours après notre arrivée à Constantinople.

Les limites de ce travail ne me permettent pas d'énumérer plus longuement les faits chirurgicaux qu'il m'a été donné de voir, d'étudier et de méditer ensuite. Je m'arrêterai donc là, avec l'espérance de n'avoir rien négligé pour profiter de la chance heureuse qui m'a permis de toucher de si près aux grands événements de ces deux guerres de Crimée et d'Italie. Au point de vue de la science et de l'humanité, on leur devra beaucoup ; — car elles ont fourni à l'enseignement, à la pratique, des doctrines que d'habiles contradicteurs ont essayé tour à tour de faire prévaloir, ou de repousser dans de savantes argumentations, tendant à consacrer de nouvelles règles, de nouveaux principes, dont devront bénéficier à l'avenir les malheureux blessés ! Et, à ce propos, je ne saurais oublier de rappeler ici cette discussion brillante (1) qui eut lieu au sein de l'Académie impériale de médecine le 8 mai 1860, et dans laquelle, un de mes maîtres, dont l'amitié m'est précieuse,

---

(1) Discussion sur les amputations secondaires à la suite des coups de feu.

le docteur Jules Roux, premier chirurgien en chef au port de Toulon, a présenté avec le talent qui le distingue, des considérations chirurgicales, des propositions nouvelles, appuyées sur de tels résultats, que l'Académie elle-même les a qualifiés de « *merveilleux*. »

FIN.

Vu :
Pour le Recteur en congé,
L'Inspecteur délégué,
GAFFAREL.

Vu, permis d'imprimer :
Le Censeur-Président,
DUPRÉ.

QUESTIONS TIRÉES AU SORT

Sur lesquelles le Candidat doit répondre verbalement en exécution de l'Arrêté du 22 mars 1842.

Chimie Médicale et Pharmacie.

Quels sont les caractères des calculs d'acide urique et d'urate d'ammoniaque ?

Chimie Générale et Toxicologie.

Des propriétés chimiques de l'air atmosphérique.

Botanique et Histoire Naturelle Médicale

De quelles différentes manières s'ouvrent les fruits capsulaires ?

Anatomie.

De la structure des os, et des corpuscules osseux en particulier.

Physiologie.

Qu'est-ce que la physiologie en général ? Ce nom a-t-il toujours la même signification ?

Pathologie et Thérapeutique générales.

Du dogme de l'unité vitale en tant qu'il guide le pathologiste dans la connaissance et le traitement des maladies.

Pathologie Médicale ou Interne.

De l'inspection des urines et de sa valeur séméiotique.

Pathologie Chirurgicale ou Externe.

Des fractures de l'extrémité supérieure du fémur.

Thérapeutique et Matière Médicale.

Qu'est-ce que la diététique? Distinguer la diète du régime.

Opérations et Appareils.

Des accidents qui peuvent survenir à la suite des opérations chirurgicales.

Médecine Légale.

Des actes authentiques médico-légaux.

Hygiène.

Effets des boissons spiritueuses.

Accouchements.

Des naissances tardives.

Clinique Interne.

L'analyse chimique des excréments urinaires peut-elle éclairer le traitement de quelques maladies?

Clinique Externe.

De l'amaurose, de ses diverses espèces, des symptômes qui les caractérisent, et du moyen d'y remédier.

Sujet de Thèse.

Relation médico-chirurgicale de la campagne de la frégate à vapeur hôpital le Christophe-Colomb dans la Mer-Noire. Variole, typhus, choléra.

FACULTÉ DE MÉDECINE
DE MONTPELLIER.

Professeurs.

MESSIEURS :
BÉRARD O ✢, Doyen.	Chimie générale et Toxicologie.
GOLFIN ✳.	Thérapeutique et Matière médicale.
RIBES ✳.	Hygiène.
RENÉ ✳ C✣, Ex.	Médecine légale.
BOUISSON ✳.	Clinique chirurgicale.
BOYER ✳.	Pathologie externe.
DUMAS.	Accouchements.
FUSTER.	Clinique médicale.
JAUMES ✳.	Pathologie et Thérapeutique générales.
ALQUIÉ ✳.	Clinique chirurgicale.
MARTINS ✳.	Botanique. et Hist. Nat. Médicale.
DUPRÉ ✳, Présid.	Clinique médicale.
BENOIT ✳.	Anatomie.
ANGLADA.	Pathologie médicale.
COURTY.	Opérations et Appareils.
BÉCHAMP.	Chimie médicale et Pharmacie.
ROUGET.	Physiologie.

PROFESSEURS HONORAIRES.

MM. DUPORTAL ✳.

LORDAT C ✳.

AGRÉGÉS EN EXERCICE :

MESSIEURS :	MESSIEURS
LESCELLIERE-LAFOSSE.	MOUTET.
JALLAGUIER.	GARIMOND.
QUISSAC.	JACQUEMET.
LASSALVY.	MOITESSIER.
COMBAL ✳.	GUINIER.
BOURDEL, Ex.	PÉCHOLIER, Ex.
GIRBAL.	CAVALIER.

La Faculté de Médecine de Montpellier déclare que les opinions émises dans les dissertations qui lui sont présentées, doivent être considérées comme propres à leurs auteurs, qu'elle n'entend leur donner aucune approbation ni improbation.

SERMENT.

En présence des Maîtres de cette École, de mes chers condisciples et devant l'effigie d'Hippocrate, je promets et je jure, au nom de l'Être suprême, d'être fidèle aux lois de l'honneur et de la probité dans l'exercice de la Médecine. Je donnerai mes soins gratuits à l'indigent, et n'exigerai jamais un salaire au-dessus de mon travail. Admis dans l'intérieur des maisons, mes yeux ne verront pas ce qui s'y passe; ma langue taira les secrets qui me seront confiés, et mon état ne servira pas à corrompre les mœurs ni à favoriser le crime. Respectueux et reconnaissant envers mes Maîtres, je rendrai à leurs enfants l'instruction que j'ai reçue de leurs pères.

Que les hommes m'accordent leur estime si je suis fidèle à mes promesses! Que je sois couvert d'opprobre et méprisé de mes confrères si j'y manque!

Matière des Examens.

1er *Examen.* — Anatomie, Physiologie (Préparation anatomique.)

2me *Examen.* — Pathologie interne et externe (Opération chirurgicale.)

3me *Examen.* — Physique, Chimie organique et inorganique, Botanique, Histoire naturelle, Pharmacologie.

4me *Examen.* — Thérapeutique, Hygiène, Matière médicale, Médecine légale (Composition française).

5me *Examen.* — Accouchements, Clinique interne et externe (Examen au lit du malade, Composition latine), Fournir les observations recueillies au lit du malade et signées des professeurs de Clinique médicale et de Clinique chirurgicale.

6me *Examen.* — Présenter et soutenir une thèse.

www.ingramcontent.com/pod-product-compliance
Lightning Source LLC
Chambersburg PA
CBHW071755200326
41520CB00013BA/3260